BEI GRIN MACHT SICH IHR
WISSEN BEZAHLT

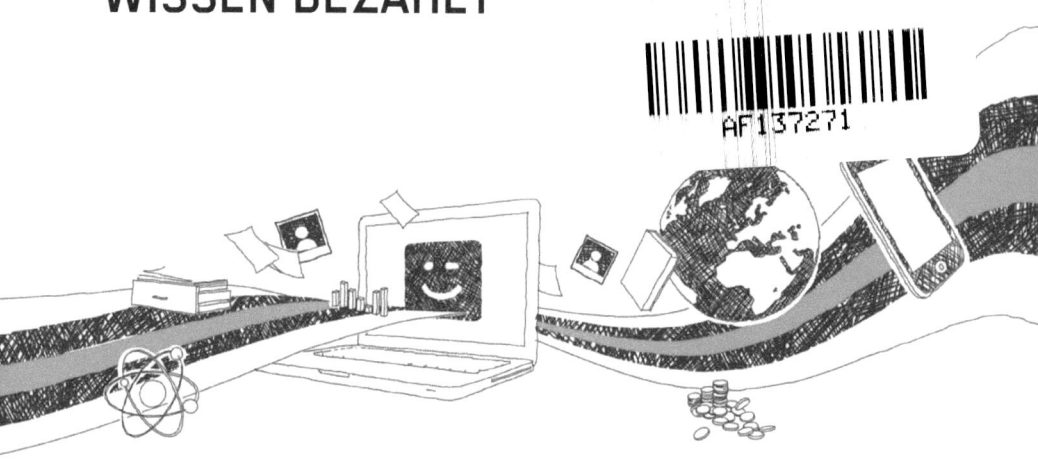

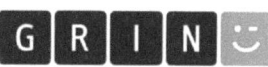

Bibliografische Information der Deutschen Nationalbibliothek:

Die Deutsche Bibliothek verzeichnet diese Publikation in der Deutschen National-
bibliografie; detaillierte bibliografische Daten sind im Internet über http://dnb.d-
nb.de/ abrufbar.

Impressum:

Copyright © 2015 GRIN Verlag, Open Publishing GmbH
Druck und Bindung: Books on Demand GmbH, Norderstedt Germany
ISBN: 978-3-668-03065-7

Dieses Buch bei GRIN:

http://www.grin.com/de/e-book/304079/pflege-als-selbstbestimmte-profession-die-
errichtung-von-pflegeberufekammern

Johann Weigert

Pflege als selbstbestimmte Profession. Die Errichtung von Pflegeberufekammern in Deutschland

Pro- und Contra-Argumente

GRIN Verlag

GRIN - Your knowledge has value

Der GRIN Verlag publiziert seit 1998 wissenschaftliche Arbeiten von Studenten, Hochschullehrern und anderen Akademikern als eBook und gedrucktes Buch. Die Verlagswebsite www.grin.com ist die ideale Plattform zur Veröffentlichung von Hausarbeiten, Abschlussarbeiten, wissenschaftlichen Aufsätzen, Dissertationen und Fachbüchern.

Besuchen Sie uns im Internet:

http://www.grin.com/

http://www.facebook.com/grincom

http://www.twitter.com/grin_com

DIPLOMA Hochschule
University of Applied Sciences
Studienzentrum Hannover
Wilhelmstraße 2
30171 Hannover

.

Studiengang: Medizinalfachberufe

Thema der Hausarbeit:

Errichtung von Pflegeberufekammern in Deutschland
- Pro- und Contra-Argumente -

vorgelegt von: Johann Weigert

Bearbeitungszeit: 30.05.2015 – 18.07.2015

Abgabe am: 11.07.2015

Inhaltsverzeichnis

Soweit im Text Substantive verwendet werden, für die männliche und weibliche Wortformen exisitieren, sind je nach inhaltlichem Zusammenhang beide Formen gemeint, auch wenn aus Gründen der vereinfachten Lesbarkeit lediglich die männliche Form Anwendung findet.

I Abkürzungsverzeichnis

Abb.	Abbildung
AEUV	Vertrag über die Arbeitsweise der Europäischen Union
Anm.	Anmerkung
BÄK	Bundesärztekammer
BGH	Bundesgerichtshof
BLGS	Bundesverband Lehrende Gesundheits- und Sozialberufe
BMG	Bundesministerium für Gesundheit
bpa	Bundesverbandes privater Anbieter soziale Dienste e.v.
BVerfG	Bundesverfassungsgericht
d.h.	das heißt
DBfK	Deutscher Berufsverband für Pflegeberufe
DBVA	Deutscher Berufsverband für Altenpflege e.V.
DPR	Deutscher Pflegerat e. V.
EuGH	Europäischer Gerichtshof
G-BA	Gemeinsamer Bundesausschuss
GG	Grundgesetz
HeilBG	Heilberufsgesetz
HKG	Heilkammergesetz
i.d.F	in der Fassung
iFK	Institut für Kammerrecht e.V.
Jahrg.	Jahrgang
K.d.ö.R.	Körperschaften des öffentlichen Rechts
NMC	Nursing and Midwifery Council
o.ä.	oder ähnliches
PfLR	PflegeRecht
RbP	Registrierung beruflich Pflegender
SGB V	Sozialgesetzbuch – Gesetzliche Krankenversicherung
SVR	Sachverständigenrat zur Begutachtung der Entwicklung im Gesundheitswesen
ver.di	Vereinte Dienstleistungsgewerkschaft
z.T.	zum Teil

II Abbildungsverzeichnis

1 Einleitung - Pflege als selbstbestimmte Profession -

Die politische und pflegefachliche Einflussnahme auf Augenhöhe mit anderen Professionen des Gesundheitswesens, insbesondere mit der Ärzteschaft, sowie die berufliche Partizipation, Mitbestimmung und Mitsprache der Pflege bei wichtigen pflegepolitischen Entscheidungsprozessen, ist seit vielen Jahren eine zentrale Forderung der professionell Pflegenden. Diese Forderung wird von vielen Berufsorganisationen in Deutschland mit Nachdruck eingefordert. Der Deutsche Pflegerat (DPR als Bundesarbeitsgemeinschaft der Pflegeorganisationen) als ein wichtiger Dachverband im deutschen Hebammen- und Pflegewesen, hat mit unterschiedlich konzertierten Aktionen die bundesweite Etablierung von Pflegekammern in den Bundesländern empfohlen. „Seine Unterstützung einer Pflegekammer hat der Deutsche Pflegerat in der sog. Strausberger Erklärung vom 31.8.2004 prononciert zum Ausdruck gebracht."[1] Die Professionalisierungsbestrebungen sowie die Akademisierung beziehungsweise die aktuellen Diskussionen über eine gemeinsame generalisierte Pflegeausbildung zur/zum „Pflegefachfrau/-mann" durch ein neues Pflegeberufegesetz, ist seit einigen Jahren in aller Munde. Martin Schlie, konstatiert im Zusammenhang mit den Professionalisierungs- und Autonomiebestrebungen der beruflich Pflegenden in Deutschland, das die Gründung von Pflegekammern ein zentrales Kriterium der Professionalisierung in der Pflege darstellt.[2]

Seit 1990 debattieren Politiker unterschiedlicher Parteien, Landespflegeräte, Fachreferate, Wissenschaftler, Pflege- und Berufsverbände einschließlich ihrer Dachorganisationen sowie Arbeitgeberverbände und Gewerkschaften und an der Spitze die Fördervereine in den Bundesländern, um die bundesweite Forderung, eine berufsständische Kammer als Selbstverwaltung der professionell Pflegenden in Deutschland zu etablieren. Das klare Votum für die Etablierung von interessensunabhängigen Pflegekammern als starke Vertretung der Pflegenden ist keinesfalls nur ein Lippenbekenntnis oder ein enthusiastischer Lobbyismus oder eine Absichtserklärung einiger Akteure. Denn, es ist kein offenes

---

[1] Martini, Mario, Die Pflegekammer – verwaltungspolitische Sinnhaftigkeit und rechtliche Grenzen, Duncker & Humblot GmbH, Berlin 2014, S. 23.
[2] Vgl. Schlie, Martin, Partizipation der pflegerischen Profession an den Verkammerungsbestrebungen in Deutschland, Einführung in das Thema, GRIN Verlag GmbH, Norderstedt, 2013, S. 3-5, S. 4.

Geheimnis, dass die Berufsgruppe der professionell Pflegenden bei Allokationsentscheidungen[3] in der deutschen Gesundheitsversorgung derzeit keinerlei erkennbare Partizipationsmöglichkeiten haben.[4] Die Mitbestimmung der Pflege durch die Errichtung von Pflegekammer nennt Prof. Dr. iur. Heinrich Hanika als Demokratische Partizipationsmöglichkeit der Pflege.[5] Auch Dr. phil. Edith Kellnhauser kommt nach ihren vergleichenden Untersuchungen mit anderen Pflegekammern aus angelsächsischen Ländern zu dem Ergebnis, dass zur Errichtung einer Pflegekammer in der Bundesrepublik Deutschland keine neuen gesetzlichen Strukturen erforderlich sind.[6]

So begeisternd die Verfechter die Idee einer Verkammerung proklamieren, so groß ist allerdings auch die Vehemenz einiger Spitzenorganisationen, die eine Pflegekammer als nicht zeitgemäß und zu bürokratisch strikt ablehnen. Die Wiederstände einiger Substitutionsgegner reichen von der Ablehnung einer Zwangsmitgliedschaft der professionell Pflegenden mit Pflichtbeiträgen, bis hin zu der Annahme, dass eine zusätzliche Pflegekammer den Pluralismus der Gewerkschaften und der Berufsverbände gefährden könnte. „Eine Pflegekammer würde angestellte Fachkräfte auch gegen ihren erklärten Willen in einem Zwangssystem organisieren, welches aus eigenen Mitteln der Mitglieder verpflichtend zu finanzieren wäre" [7], kommentiert Bernd Meurer, der Präsident des Bundesverbandes privater Anbieter soziale Dienste e.V. (bpa). So machen auch die Vereinte Dienstleistungsgewerkschaft (ver.di) und andere Leistungserbringer in der Gesundheitsversorgung keinen Hehl aus ihrem Widerstand gegen eine Pflegekammer.[8] Ebenso zeigt sich der Deutsche Berufsverband für Altenpflege e.V. (DBAV) von der Gründungsidee einer Berufskammer wenig begeistert und lehnt deren Errichtung in Deutschland ab!

---

[3] Anm.: Allokation – Definition, „In einem Etat, Zuweisung von finanziellen Mitteln, Materialien und Produktivkräften", unter: http://www.duden.de/rechtschreibung/Allokation, Zugriff am 10.06.2015.
[4] Vgl. Heyelmann, Lena, Ungerecht?!, Allokationsentscheidungen im Gesundheitswesen, Analyse zu den Teilhabemöglichkeiten der Pflege unter Bezugnahme auf John Rawls Gerechtigkeitstheorie, VDM Verlag Dr. Müller GmbH & Co. KG, Saarbrücken 2011, Auswirkungen auf das Pflegepersonal, S. 43-45, S. 45.
[5] Vgl. Hanika, Heinrich, Gesundheitspolitik in Europa, Pflegekammer sichert Partizipationsrecht, in: Heilberufe/Das Pflegemagazin, 2012, 64 (1), S. 2-3, S. 2.
[6] Vgl. Kellnhauser, Edith, Krankenpflegekammern und Professionalisierung der Pflege, Ursula Zawada Fachverlag, Mönchengladbach, 2. erweiterte Auflage 2014, S. 7.
[7] Falk Osterloh, Pflegekammern, Uneinheitliche Verteilung im Land, in: Deutsches Ärzteblatt, Jahrg. 112, Heft 11, 13. März 2015, S. 1-4, S. 1.
[8] Vgl. Martini, Mario, (FN 1) S. 22-25, Anstöße zur Gründung einer Pflegekammer aus dem Kreis der Pflegenden, S. 24.

1.1 Methodologie dieser Hausarbeit

Diese Hausarbeit hat den Anspruch, die aktuelle Situation über die Errichtung von Pflegekammern in Deutschland, deren juristische als auch verfassungs-rechtliche Kontroverse sowie die Aufgaben einer berufsständischen Kammer kurz zu repetieren. Der Ansporn dieser Arbeit ist es auch, die Merkmale einer berufsständischen Kammer als auch die bundesweiten Diskussionen um die Zwangsmitgliedschaft, die eine Registrierung aller Pflegenden voraussetzt, abzubilden. Wie der Titel der Hausarbeit es verspricht, werden die Pro- und Contra-Argumente zur Etablierung von Pflegekammern in den Bundesländern dargestellt.

Des Weiteren wird der Versuch unternommen, eine Antwort auf die Kernfrage **"Kann eine Verkammerung der Pflegefachberufe zur beruflichen Identität beitragen?"** flankierend aufzuspüren. Da am 01.01.2015 der erste Gründungsausschuss durch das Landeskabinett in Rheinland-Pfalz zur Errichtung der ersten Pflegekammer beschlossen wurde, wird die Arbeit mit einem Experteninterview abgerundet. Durch die formalen Vorgaben dieser Hausarbeit können nicht alle Themen im Zusammenhang mit der Errichtung von Pflegekammern nachgegangen und bearbeitet werden, wie z.B. die Qualitätssicherung, die Erstellung von Berufsordnungen, die Einflussnahme durch den DPR oder auch der Vergleich mit anderen europäischen und außereuropäischen Pflegekammern, die bereits eine lange Tradition haben und nicht mehr wegzudenken sind. Die biologisch-physiologischen Perspektiven, die bei der Entwicklung der persönlichen Identität in gewissen Arealen des Gehirns entwicklungsgeschichtlich zur Festigung eines individuellen Identitäts-stils von Bedeutung sind, werden in dieser Arbeit ausgeblendet.

1.2 Berufliche Identität als Selbstkonzept

Die Kompexität und Vielfallt der Frage, inwieweit die Verkammerung der Pflegefachberufe als ein Beitrag zur beruflichen Identität beitragen kann, ist in einem größeren Bedeutungszusammenhang zu subsumieren. Bei dem Versuch, eine Definition zur Allgegenwärtigkeit der beruflichen Identität heraus-zuarbeiten, müssen unter Würdigung der Ergebnisse von Erik H. Erikson (1973) individuelle Persönlichkeits- und Identitätsmerkmale sowie ausbalancierte Identitätsstile eines Menschen berücksichtigt werden. Hier geht es also nicht nur um die bloße Frage „Wer wir sind" oder „Was wir machen" oder um das Aufspüren der Frage: „Was macht mich als Person aus?" Das Ausmaß der beruflichen Indentität wird geprägt von der Vergangenheit, der eigenen Erlebniswelt und ist bestimmt von der gegenwärtigen Situation in der ein Mensch in der Gesamtheit seiner Lebensbezüge eingebettet ist. Berufliche Identität beschäftigt sich auch mit der Frage: „Warum bin ich das, was ich gerade bin?" Monika Bourmer, beschreibt im Rahmen ihrer Dissertation, dass die berufliche Identität mit dem eigenen Sinn und dem eigenen Tun erklärt werden kann. [9] Die berufliche Identität wird als ein verschiedenartiges und komplexes Selbstkonzept verstanden, welches auch als berufliches Selbstverständnis bezeichnet wird. Die Fachbuchautorin Renate Fischer, definiert die berufliche Identität als, „die völlige Übereinstimmung, Gleichheit, Wesenseinheit und ist vom lateinischen „idem" abgeleitet, was „ebendasselbe" heißt."[10]

Eine Vielzahl von Studien zur Frage: „Was beinhaltet die berufliche Identität in unterschiedlichen Berufen?" zeigen auf, dass die Ausprägung der beruflichen Identität einer Person, durch unterschiedliche Lebens- und Arbeitsbedingungen als auch durch die persönliche und singuläre Biografie determiniert ist. Der Erwerb und das Vorhandensein von beruflicher Identität impliziert Motivation, emotionale Belastbarkeit, Arbeitsmoral als auch die persönliche Fachkompetenz und -expertise sowie Empathie. Im Ergebnis versteht Renate Fischer, die berufliche Identität als einen wichtigen Bestandteil in der gesamten persönlichen Identität eines Menschen, „der als dynamischer Entwicklungsprozess nicht erst mit dem tatsächlichen Eintritt in den Beruf beginnt."[11] Auch wenn die Kompetenzentwicklung vom Novizen bis hin zum Experten hier eine wichtige Rolle einnimmt, ist die berufliche Identität als ein Prozess zu verstehen, „der weit komplexer ist, als die Reduktion desselben auf das Aneignen fachspezifischen theoretischen und praktischen Wissens."[12] Unter besonderer Berück-

---

[9] Vgl. Bourmer, Monika, Berufliche Identität in der Sozialen Arbeit, Bildungstheoretische Interpretationen autobiographischer Quellen, Verlag Julius Klinkhardt, Bad Heilbrunn 2012, S. 19.
[10] Fischer, Renate, Berufliche Identität als Dimension beruflicher Kompetenz, Entwicklungsverlauf und Einflussfaktoren in der Gesundheits- und Krankenpflege, W. Bertelsmann Verlag GmbH & Co. KG, Bielefeld 2013, S. 105.
[11] Fischer, Renate, (FN 10), S. 137.
[12] Bourmer, Monika, (FN 9), S. 426.

sichtigung der Kompetenzentwicklung und Expertise, werden mit dem Novizen-Experten-Paradigma die „Experten den Novizen kontrastierend gegenüberge-stellt, um menschliche Leistungen zu analysieren." [13] Bei einer stabilen beruflichen Identität, ist sowohl das Zusammengehörigkeitsgefühl als auch das Ansehen des Berufes[14] in der Gesellschaft ein wichtiger und nicht zu unter-schätzender Aspekt. Daneben wird berufliche Identität beeinflusst, durch die Rahmenbedingungen und Arbeitssituationen unter denen ein Beruf ausgeübt wird. Die Ausprägung und das Ausmaß der beruflichen Identität, auf der Grund-lage eines ausbalancierten Identitässtils, wird als lebenslanger Lern- und Ent-wicklungsprozess sowie als etwas Heterogenes subsumiert. Die pflegefachliche Entwicklung von Kompetenzen fokussiert die professionelle, gesundheitliche und psychosoziale Betreuung sowie eine umfassende Beratung von Pflege-bedürftigen.

Auf der Grundlage dieser komplexen Annahmen zur Ausprägung der beruf-lichen Identität, darf für die Zukunft angenomen werden, dass die Verkam-merung der Pflegefachberufe, einen wichtigen Beitrag leisten kann. Wird ein Zusammenhang zwischen der Verkammerung und der Ausprägung der beruflichen Identität der Pflegenden hergleitet, erscheint es mit Blick auf andere europäische und außereuropäische Länder, dass dort vorher genaue operatio-nalisierte Professionsmerkmale und –kriterien für die Pflegefachberufe fest-gelegt wurden. Des Weiteren darf bei der Betrachtung der beruflichen Identität nicht unterschätzt werden, dass nachweislich eine Interdependenz zwischen persönlicher und beruflicher Identität besteht. Somit kann die Frage zur beruflichen Identität und Verkammerung der Pflegefachberufe in dieser Haus-arbeit nicht allgemeingültig und verbindlich bestätigt werden.

2 Pflegekammer - Fluch oder Imagesegen

Bei allem Aktionismus verschiedener Akteure ist unbestritten, dass für die Be-völkerung in Deutschland eine fach- und sachgerechte Pflege im Sinne des Sozialstaatsprinzips nach Artikel 20 und 28 des Grundgesetzes (GG) sicherzu-

---

[13] Fischer, Renate, (FN 10), S. 89.
[14] Anm.: Institut für Demoskopie Allensbach (IfD Allensbach) ermittelt u.a. regelmäßig das Ansehen von Berufen, unter: http://www.ifd-allensbach.de, Zugriff am 11.06.2015.

stellen ist. Nach den Grundprinzipien der Gesetzlichen Krankenversicherung besagt das Sozialstaatsprinzip, „dass es Aufgabe des Staates ist, soziale Gerechtigkeit herzustellen und alle Bedingungen für ein menschenwürdiges Dasein sowie gleichberechtigte Teilhabe an der Gesellschaft zu sichern."[15] Zweifelsohne ist zur Kenntnis zu nehmen, dass durch den demografischen Wandel ein Umdenken erforderlich ist. Bei der beruflichen Ausgangssituation eröffnet sich die Frage: „Wie soll sich bei unveränderten Rahmenbedingungen mit zunehmender Arbeitsverdichtung sowie straffer Arbeitsorganisation ein motiviertes berufliches Berufs- und Selbstverständnis entwickeln?"

Im Pflegeheim Rating Report 2013 stellt Dr. Boris Augurzky et al., die Abnahme der in der Pflege beschäftigten, als ein großes Problem für die 2,5 Millionen Menschen mit Pflegebedarf (2011) dar[16]. Im Ergebnis zeigt der Report 2013, dass bis 2030 geschätzte 371000 stationäre Pflegeplätze zusätzlich benötigt werden, um dem steigenden Bedarf gerecht zu werden. [17]

Laut Sondergutachten des Sachverständigenrates zur Begutachtung der Entwicklung im Gesundheitswesen (SVR), sind von den insgesamt 4,74 Millionen Beschäftigten im Gesundheitswesen knapp 1,46 Millionen in der Pflege beschäftigt.[18] Ausgehend von diesen Zahlen ist unbestritten, dass die Gruppe der Berufsangehörigen in der Pflege, eine große und mächtige Solidaritätsgemeinschaft in der Gesundheitswirtschaft darstellt! Solidarität, verstanden als "Zusammengehörigkeit, ein Bewusstsein von Gemeinsamkeit zwischen Individuen oder Gruppen, das aus sehr unterschiedlichen Gründen entsteht bzw. existiert und aktualisiert wird."[19] Um das Selbstverständnis der Pflegenden sowie auch das Ansehen der Pflegefachberufe aufzuwerten und zu stärken, kann eine Pflegekammer als Unterstützung der Berufsgruppe ein wichtiger Meilenstein sein.

---

[15] Friege, Lars (Verfasser) und Galert, Josef jun. (Überarbeitung), Versorgungsformen im nationalen und internationalen Vergleich. Gesundheitspolitik und Gesundheitssystemanalyse. DIPLOMA Private Hochschulgesellschaft mbH. Studienheft Nr. 001, 3. überarb. Auflage i.d.F. v. 27.01.2014, S. 22.

[16] Vgl. Augurzky, Boris et al. (2013): Pflege muss attraktiver werden, in: Die Schwester / Der Pfleger, Bibliomed Medizinische Verlagsgesellschaft mbH, 52. Jahrg. 9/13, S. 902-904, S. 902.

[17] Vgl. Augurzky, Boris et al. (FN 16), S. 903.

[18] Vgl. Bundesministerium für Gesundheit (BMG), Die Situation der Fachkräfte vor dem Hintergrund der demografischen Alterung zur Begutachtung der Entwicklung im Gesundheitswesen, Wettbewerb an der Schnittstelle zwischen ambulanter und stationärer Gesundheitsversorgung, Sondergutachten Bonn, Juni 2012, Die Situation der Fachkräfte vor dem Hintergrund der demografischen Alterung, S. 72–78, S. 75.

[19] Kopp, Johannes und Schäfers, Bernhard, Grundbegriffe der Soziologie, 10. Auflage, Verlag für Sozialwissenschaften, GWV Fachverlage GmbH, Wiesbaden 2010, S. 257–259, S. 257.

2.1 Juristische Bewertung zur Gründung von Pflegekammern

Als gegebene Tatsache muss zur Kenntnis genommen werden, dass die landesgesetzliche Etablierung von Pflegekammern in erster Linie vom politischen Willen der jeweiligen Landesparlamente abhängig ist. In den letzten zwanzig Jahren wurden im Auftrag der Politik und unterschiedlicher Verbände sowie Interessensvertretungen eine Vielzahl von Rechtsexperten beauftragt, die juristischen und verfassungsrechtlichen Bedenken und deren berufspolitische Notwendigkeit im Hinblick auf die Verkammerungsfähigkeit von Pflegeberufen zu prüfen und darzulegen. Auch sollte die juristische Einordung der Kammer als Körperschaft des öffentlichen Rechts mit der damit verbundenen Übertragung hoheitlicher Aufgaben und Pflichten einer Pflegekammer bewertet werden. Es wurde auch thematisiert, inwieweit es sich bei einer Verkammerung, um einen Eingriff in die allgemeine Handlungsfreiheit nach Art. 2 Abs. 1 GG handelt. Die Verfassungsmäßigkeit einer Kammer wurde beispielsweise in Bayern 1994 durch Prof. Dr. Gallwas verneint, weil „der Nutznießer einer Pflegekammer einzig der Gesetzgeber sei. Da der Nutzen für das Kammermitglied kaum ins Gewicht falle, sei der Eingriff in die individuelle Freiheit der Angehörigen der Pflegeberufe nicht zu rechtfertigen."[20] Prof. Dr. Gallwas kommentiert in seinem Gutachten, dass eine Pflegekammer überflüssig und unnötig ist. Dr. Markus Plantholz (1994) empfiehlt das Krankenpflegegesetz im Hinblick auf die Selbstständigkeit und die Eigenverantwortlichkeit sowie das SGB V entsprechend zu novellieren.[21] In dem Rechtsgutachten von Prof. Dr. Ottfried Seewald (1997) wird verdeutlicht, „das weder die Zuordnung zu den „freien Berufen" noch die Existenz „vorbehalter Tätigkeiten" im Bereich der Pflege eine Voraussetzung zur Verkammerung der Pflegeberufe darstellt."[22]

Auch nach Prof. Dr. iur. Gerhard Igl (1998 und 2008) müsste das Krankenpflegesetz geändert werden, um den Pflegenden zur Abgrenzung der Ärzteschaft entsprechende Vorbehaltsaufgaben zuzuordnen und um sich als Hilfsberuf von der Medizin abzulösen. Die berufspolitische Notwendigkeit einer Pflegekammer wird im ersten Teil des Rechtsgutachtens von Prof. Dr. iur. Heinrich Hanika

---

[20] Böhm, Daniel, Pflegekammern in Rheinland-Pfalz. Versorgungssicherheit oder Illusion, GRIN Verlag GmbH, Norderstedt 2013, S. 57.
[21] Vgl. Böhm, Daniel, (FN 20), 7.2 Dr. Markus Plantholz (1994), S. 58-59, S. 59.
[22] Böhm, Daniel, (FN 20), Kap. 7.3 Prof. Dr. Otfried Seewald (1997), S. 59-62, S. 60.

(2010) dargestellt. Prof. Dr. iur. Heinrich Hanika stellt nochmals klar, dass bestehende Verbände, Organisationen und Gewerkschaften keine Konkurrenz zu Pflegekammern darstellen, da diese ganz andere Aufgabenstellungen zu erfüllen haben und er bestätigt auch die Vereinbarkeit mit dem EU-Recht. [23] In diesem Kontext stellt er im zweiten Teil seines Gutachtens dar, das die Einführung von Pflegekammern ein vorteilhafter und zeitgemäßer Schritt für die Pflege in die Zukunft wäre, um den sich abzeichnenden Pflegekollaps zu vermeiden. [24] Die häufig politisch vorgeschobenen Bedenken und Rechtsunsicherheiten konnten mittlerweile durch fundierte Rechtsgutachten hinreichend geklärt und beseitigt werden.

2.2 Pflichtmitgliedschaft und Registrierung

Der verfassungsrechtliche Rahmen um die Zwangsmitgliedschaft in einer Pflegekammer wird immer wieder in der Politik und den unterschiedlichen Verbänden diskutiert und kritisiert. In den Diskussionen wird der Art. 2 Abs. 1 des Grundgesetzes (Freiheit der Person) immer wieder angeführt.

„1. Im Lichte der ständigen Rechtsprechung des EuGH des BVerfG, der Verwaltungsgerichtsbarkeit und des BGH widerspricht die Pflichtmitgliedschaft in einer berufsständischen Kammer weder dem Verfassungsrecht noch dem EU-Recht. Es bestehen keine Anhaltspunkte dafür, warum dies im Hinblick auf die Errichtung von Pflegekammern anders sein sollte."[25]

Nach Auffassung der Rechtsexperten ist die Pflichtmitgliedschaft sowohl verfassungsrechtlich als auch europarechtlich gerechtfertigt und verstößt nicht gegen das Grundrecht.

„Zur Vereinbarkeit der Pflichtmitgliedschaft mit den Grundfreiheiten unter Einschluss der Berufsanerkennungsrichtlinie vom 06.06.2005 zeigt eine

---

[23] Vgl. Böhm, Daniel, (FN 20), Kap. 7.6 Prof. Dr. iur Heinrich Hanika (2010), S. 69.
[24] Vgl. Hanika, Heinrich, Kammern der Berufsständischen Selbstverwaltung in der Europäischen Union im Lichte des deutschen und europäischen Rechts, PfLR 9/2010, S. 483.
[25] Roßbruch, Robert, Zur rechtlichen Zulässigkeit von Pflegekammern unter besonderer Berücksichtigung der Aspekte Pflichtmitgliedschaft, Versorgungswerk, Aufgabenübertragung sowie deren Sinnhaftigkeit, PflR 9/2013, C Zusammenfassung, S. 542.

Analyse der Rechtsprechung des EuGH, dass weder die Niederlassungs-freiheit noch die Dienstleistungsfreiheit die gesetzliche Pflichtmitglied-schaft in den Kammern der berufsständischen Selbstverwaltung in Frage stellen."[26]

Bei der Dienstleistungsfreiheit handelt es sich um „eine selbstständige vorüber-gehende Tätigkeiten, die gegen Entgelt erbracht wird und ein grenzüberschrei-tendes Element aufweist (Art 56 AEUV)."[27] Durch die Pflichtbeiträge werden alle professionell Pflegenden in der Kammer auf der Grundlage einer Melde-ordnung registriert und ein Berufsregister angelegt. Bei der freiwilligen Regist-rierung beruflich Pflegender GmbH (RbP GmbH), welche der Deutsche Pflege-rat 2003 eingeführt hat, haben sich nach eigenen Angaben (Stand Juni 2015) des DPR, lediglich rund 15.000 Pflegende in Deutschland registrieren lassen. Somit muss als gegebene Tatsache zur Kenntnis genommen werden, dass der freiwillige Selbstorganisationsgrad der Pflegenden in Deutschland in einer be-rufspolitischen Organisation im Vergleich zu anderen Ländern, mit derzeit ca. 10% als äußerst gering zu bewerten ist.[28]

So sind beispielsweise im Vergleich nach Mario Martini, bei der Danish Nurses` Organization, die hauptsächlich die Vertretung der Berufsinteressen gewähr-leistet als auch Service- und Beratungsleistungen erbringt und eine Pflichtmit-gliedschaft ausschließt, 87% aller Pflegenden in der Vereinigung organisiert.[29] Benjamin Groß, beschreibt in seinem Werk, dass es beispielsweise in Großbri-tannien nicht möglich ist, ohne Pflichtregistrierung aller beruflich Pflegenden im „Nursing and Midwifery Council" (NMC) einen Arbeitsplatz im Pflegebereich aufzunehmen.[30] Die Erfassung und Registrierung der Pflegenden auf der Grundlage einer Satzung oder einer Beitragsordnung ist in Europa unterschied-lich geregelt.

---

[26] Hanika, Heinrich, (FN 5), S. 2-3, S. 2.
[27] Baumgartner, Gerhard et al., Europäisches und öffentliches Wirtschaftsrecht I, SpringerWienNewYork, 7. akt., durchgesehene Auflage 2010, S. 160.
[28] Vgl. Martini, Mario, (FN 1), 1. Entwicklungsgeschichtlicher Hintergrund, S. 22–25, S. 24.
[29] Vgl. Martini, Mario, (FN 1), Organisationsformen, S. 49.
[30] Vgl. Groß, Benjamin, Professionalisierung in der Pflege, Einrichtung einer Pflegekammer in Deutschland im internationalen Vergleich, Studienarbeit, GRIN Verlag GmbH, Norderstedt 2010, S. 10.

3 Historie zur Etablierung von Pflegekammern

Mitte 1990 wurde in München der erste Förderverein deutschlandweit zur Gründung einer Pflegekammer eingerichtet. Bereits zwei Jahre später ging aus dem „Runden Tisch zur Etablierung von Pflegekammern" die Nationale Konferenz zur Etablierung von Pflegekammern in Deutschland hervor, um die Aktivitäten der Mitglieder von Pflegekammern zu bündeln, zu strukturieren und zu koordinieren.[31] Die Nationale Konferenz ist ein Zusammenschluss von Verbänden, Fördervereinen und Initiativen zur Errichtung von Pflegekammern in Deutschland. In fast allen Bundesländern gibt es inzwischen verschiedene Initiativen zur Errichtung von Pflegekammern mit divergierenden Trends. Es werden Umfragen in den einzelnen Bundesländern bei den Berufsangehörigen in der Pflege zur Errichtung einer Pflegekammer durchgeführt, um ein Meinungsbild zur Kammergründung einzuholen und die Forderung politisch durchzusetzen.

Bei der Annahme der berufspolitischen Forderung zur Kammergründung in den Landesparlamenten, darf nicht außer Acht gelassen werden, dass die Kammergründung grundsätzlich eine landespolitische Verständigung und den landesparlamentarischen Willen voraussetzt. Das nachfolgende Beispiel aus Bayern, soll die Einflussnahme und den politischen Willen im Hinblick auf die Gründung von Pflegekammern etwas verdeutlichen. So wurde in Bayern im Auftrag des bayerischen Gesundheitsministeriums, durch Infratest und der Hochschule München, 2013 eine Umfrage zur Etablierung einer Pflegekammer bei den Pflegenden durchgeführt. Im Ergebnis hat sich das Votum der Pflegenden mit über 50% für eine Pflegekammer ausgesprochen. Nach politischem Willen der Gesundheitsministerin Melanie Huml (CSU), setzt nun der Freistaat Bayern mit einem neuen Konzept, als eine Alternative zur Pflegekammer, auf das Prinzip der Freiwilligkeit (ohne Zwangsmitgliedschaft), um die Interessen der Pflegenden zu berücksichtigen.[32]

---

[31] Vgl. Nationale Konferenz zur Errichtung von Pflegekammern in Deutschland, unter: http:// www.pflegekammer.de/ Historie.htm, Zugriff am 18.06.2015.
[32] Vgl. CAREkonkret, DIE WOCHENZEITUNG FÜR ENTSCHEIDER IN DER PFLEGE, Pflegekammer light: Bayerns Sonderweg löst in der Branche unterschiedliche Echos aus, Bayern setzt auf das Prinzip Freiwilligkeit, Ausgabe 6 vom 13.02.2015, S. 4.

3.1 Berufliche Selbstverwaltung

Das Institut für Kammerrecht e.V. (iFK) unterscheidet die Kammern nach ihrer beruflichen Zuordnung und der länderspezifischen Kammergesetze für die Heilberufe (HKG). Demnach wird bei den Kammern differenziert zwischen Wirtschaftskammern (u.a. Industrie- und Handelskammern, Handwerkskammern etc.) und Berufskammern. Unter den Berufskammern sind die Heilberufskammern (u.a. Ärztekammern, Apothekenkammern etc.) zusammengefasst. Die länderspezifischen Kammergesetze für die Heilberufskammern (Heilkammergesetz – HKG) regeln die Verhältnisse und Rechtssituationen in den Heilberufskammern. „Das Gesetz legt die Rechte und Pflichten der Selbstverwaltung fest."[33] Die Merkmale von berufsständischen Kammern sind in dem nachfolgenden Schaubild kurz zusammengefasst worden.

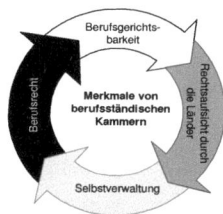

Abb. 1: Merkmale von berufsständischen Körperschaften des öffentlichen Rechts.
Quelle: nach Martin Schlie, (FN 2), S. 13, eigene Darstellung.

Die Pflegekammern als Organ der Selbstverwaltung haben auf Landesebene als Körperschaften des öffentlichen Rechts (K.d.ö.R.) staatliche Befugnisse.

> „Unter dem Begriff der Selbstverwaltung wird im Rechtssinn die selbstständige Wahrnehmung von Verwaltungsaufgaben durch Träger der mittelbaren Staatsverwaltung im Gegensatz zur unmittelbaren Staatsverwaltung durch bundes- oder landeseigene Behörden verstanden. Träger der Selbstverwaltung sind besonders die Körperschaften des öffentlichen Rechts (Selbstverwaltungskörperschaften), in geringerem Maß z.T. auch Anstalten."[34]

---

[33] Landespflegekammer Rheinland-Pfalz, Gründungsausschuss, unter: http://www.pflegekammer-rlp.de/landespflegekammer.html, Zugriff am 12.06.2015.
[34] Duden, Recht A-Z, Bibliographisches Institut GmbH, Dudenverlag, Mannheim * Zürich, 2. grundlegend überarb. Auflage 2010, S. 409.

Dadurch sind die Kammern legitimiert, öffentliche Aufgaben auszuüben und unterliegen der staatlichen Aufsicht. Durch einen Rechtsakt wurde bundesweit der erste Gründungsausschuss zur Etablierung einer Landespflegekammer für die Pflegeberufe im Gesundheitswesen durch die rheinland-pfälzische Landesregierung, mit der Novelle des Heilberufsgesetzes (HeilBG) am 17.12.2014 in der Gesetzgebung legitimiert. Das neue Heilberufsgesetz in Rheinland-Pfalz ist am 01.01.2015 in Kraft getreten. Die Triade der Landkarte um die Pflegekammern ist in Deutschland sehr unterschiedlich einzuschätzen und zu bewerten. Neben Rheinland-Pfalz sind auch andere Bundesländer mit ihren Plänen zur Verkammerung der Pflegeberufe sehr weit vorangeschritten. So bekennen sich beispielsweise die Landesregierungen in Schleswig-Holstein (2012) und Hessen (2014) in den jeweiligen Koalitionsverträgen der Bundesländer zur Gründung einer Pflegekammer. [35] Dennoch bleibt festzuhalten, dass sich auch zahlreiche Bundesländer eher zurückhaltend und abwartend verhalten.

„Angesichts der zahlreichen, bisweilen flammenden landespolitischen Absichtserklärungen gewinnt der unbefangene Betrachter geradezu den Eindruck, als befänden sich Politiker gegenwärtig in einem Planungswettbewerb um das politische Denkmal des Architekten und Bauherrn einer Pflegekammer"[36], resümiert Mario Martini.

Es gibt allerdings auch Bundesländer, wie z. B. Hamburg, Bremen, Sachsen, Sachsen-Anhalt, Thüringen oder Nordrhein-Westfalen, die sich landespolitisch ausdrücklich gegen eine Pflegekammer entschieden haben und einer Kammergründung aus unterschiedlichen Bewegmotiven nicht zustimmen werden.[37]

3.2 Aufgaben von berufsständischen Kammern

Zu den grundlegenden Aufgaben einer berufsständischen Kammer gehört es, die beruflichen Belange der Pflegenden wahrzunehmen und die Berufspflichten auf der Grundlage einer Satzung zu überwachen.

---

[35] Vgl. Koalitionsvertrag 2012 – 2017 zwischen der Sozialdemokratischen Partei Deutschlands, BÜNDNIS 90/DIE GRÜNEN und dem Südschleswigschen Wählerverband vom 12.06.2012, Bündnis für den Norden – Neue Horizonte für Schleswig-Holstein, Zeile 2058, S. 48 und Koalitionsvertrag zwischen der CDU Hessen und Bündnis 90/Die Grünen Hessen für die 19. Wahlperiode des Hessischen Landtags 2014 – 2019, S. 81.
[36] Martini, Mario, (FN 1), S. 36.
[37] Vgl. Falk Osterloh, (FN 7), S. 2-4.

Die Aufgaben lassen sich zusammenfassend in drei Kernkompetenzen unterteilen:

1. Berufsvertretung – Interessensvertretung des Berufsstandes[38] nach außen;
2. Berufsförderung - Berufsverständnisses und Maßnahmen zur Aus- , Fortund Weiterbildung sowie die intern gesteuerte Qualitätssicherung;
3. Standesdisziplinierung bzw. Berufsaufsicht durch die Vorgabe von beruflichen Richtlinien.

Die nachfolgende Abbildung verdeutlicht die wesentlichen Aufgaben und Möglichkeiten einer Pflegekammer.

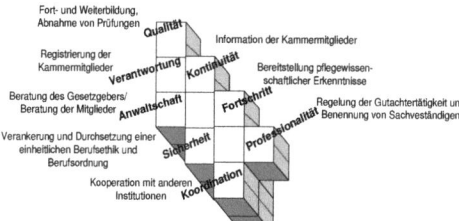

Abb. 2: Aufgaben einer Pflegekammer im Überblick. Quelle: nach Daniel Böhm, (FN 20), S. 23, eigene Darstellung.

Der Auftrag von Pflegekammern ist es vor allen Dingen, sich im öffentlichen Interesse auch für eine sachgemäße und professionelle Pflege einzusetzen, unter Einbeziehung von pflegewissenschaftlichen Erkenntnissen.

4 Pro- und Contra-Argumente einer Kammergründung

Die Errichtung von Pflegekammern in Deutschland hat das Ziel, bei Entscheidungen des öffentlichen Gesundheitswesens aktiv mitzuwirken und den Pflegefachberuf aufzuwerten. Die professionell Pflegenden beanspruchen hierbei ein Partizipationsrecht bei berufspolitischen Fragestellungen. Nach Prof. Dr. iur. Heinrich Hanika, verleiht die Pflegekammer dem Berufsstand mehr Attraktivität und Ansehen sowie ein Stück mehr an Würde, die Pflegekräfte verdienen.[39]

---

[38] Anm.: Gesundheits- und Krankenpflegerinnen, Gesundheits- und Krankenpfleger, Gesundheits- und Kinderkrankenpflegerinnen, Gesundheits- und Kinderkrankenpfleger sowie Altenpflegerinnen und Altenpfleger.
[39] Vgl. Hanika, Heinrich, PFLEGEKAMMERN IN DEUTSCHLAND UND EUROPA, 10. Fachtagung des Hamburger Pflegerates, Vortrag Albertinen-Akademie vom 25.04.2013, PowerPoint-Präsentation, S. 1-44, S.5.

4.1 Pro-Argumente

Die Befürworter der Pflegekammer als Interessensvertretung der Pflegefachberufe, postulieren die Selbstbestimmung und die berufliche Autonomie. Eine Pflegekammer könnte in Deutschland die Pflegekultur fördern und die Anerkennung des Berufsbilds Pflege steigern.[40] Ein besonderes Anliegen der Verfechter ist es, eine beratende Funktion gegenüber der Politik auszuüben. Die professionell Pflegenden wollen auf Augenhöhe mit den Ärzten als Partner, in wichtigen Gremien, ziel- und ergebnisorientiert, unter besonderer Berücksichtigung einer neuen Um- und Aufgabenverteilung, zusammenarbeiten. „Nach dem Vorbild der Berufskammern für Ärzte und Apotheker soll die Pflegekammer als Sprachrohr und Anwalt der Pflegenden, die beruflichen Belange der Pflegeberufe bündeln, nach außen vertreten und wirksam durchsetzen."[41] Eine gegebene Tatsache ist, dass die Berufsangehörigen der Pflege in wichtigen Ausschüssen der gemeinsamen Selbstverwaltung unterrepräsentiert sind.

Auf lange Sicht könnte nach Prof. Dr. Frank Weidner auch sein, „dass wir nicht nur Landespflegekammern etablieren, sondern als deren Dachorganisation eine Bundeskammer haben. Und diese wird dann den Anspruch erheben, unter anderem im Gemeinsamen Bundesausschuss (G-BA) als das wichtigste Organ der Selbstverwaltungspartner mitzuarbeiten."[42]

Auch Prof. Dr. med. Frank Ulrich, Montgomery, Präsident der Bundesärztekammer (BÄK), bekräftigte nochmals im März 2014 im Rahmen einer Fachberufekonferenz, die uneingeschränkte Unterstützung auf der Bundes- und Landesebene zur Errichtung von Pflegekammern. „Nach seiner Auffassung kann es keine Unterschiede in den verschiedenen Ländern geben."[43]

---

[40] Vgl. Behr, Thomas, Aufbruch Pflege, Hintergründe – Analysen – Entwicklungssperspektiven, Springer Gabler Wiesbaden GmbH, 1. Ausgabe 2015, S. 36–39, S. 39.
[41] Martini, Mario, (FN 1), S. 15.
[42] Weidner, Frank, EINE MÄCHTIGE GEMEINSCHAFT, in: Die Schwester/Der Pfleger, 53 Jahrg. 1/14, S. 28 – 31, S. 30-31.
[43] Drude, Carsten, BLGS, Ausführlicher Bericht über die Sitzung vom März 2014 der Bundesärztekammer, unter: http://www.bundesaerztekammer.de/aerzte/gesundheitsfachberufe/konferenz-der-fachberufe/maerz-2014/, Zugriff am 22.06.2015.

4.2 Contra-Argumente

Für die Kammergegner bringt die Kammerbewegung in Deutschland viel zu viel Unruhe ins Land und unter die Pflegenden. Die sprachliche Akrobatik bezieht sich in den Argumentationen auf die Zwangsmitgliedschaft mit Pflichtbeiträgen und Kontrolle der professionell Pflegenden. Das wichtigste Argument der allgemeinen Opposition ist, dass bereits die Interessen der Pflegenden hinreichend durch Bund und Länder vertreten werden und somit eine Berufskammer völlig überflüssig und ein unnötiger bürokratischer Kopf ist. Nach Auffassung der Unternehmerverbände greift eine Pflegekammer im erheblichen Maß, in die Berufsfreiheit der Pflegekräfte ein. Einige der Kammergegner sind der Auffassung, hier geht es um reinen Lobbyismus und oftmals wird die Errichtung von Pflegekammern mit Relikten aus vordemokratischen Epochen assoziiert.

5 Zusammenfassung

Ziel der Hausarbeit war es aufzuzeigen, dass die Errichtung von Pflegekammern für die professionell Pflegenden eine wichtige Forderung zur weiteren Professionalisierung sein kann. Auch wenn bei der beruflichen Identität im Wesentlichen noch andere Faktoren maßgeblich sind, kann die Verkammerung die berufliche Identität festigen bzw. anbahnen. Die Einflussnahme darf in Bezug auf die berufliche Identität nicht ausgeblendet werden. Aus meiner Sicht sind die Aktivitäten und Verkammerungsbestrebungen sehr weit vorangeschritten und die Pflegekammern werden in der Zukunft einen wichtigen gesellschafts- und pflegepolitischen Beitrag leisten. Mit der Verkammerung bleibt auch die Hoffnung verbunden, dass die Berufsangehörigen der Altenpfege nicht zu kurz kommen. Bereits 1903 forderte Agnes Karll eine selbstbestimmte Berufsorganisation mit folgenden Worten:

„Wir die als selbständige, selbstverantwortliche Menschen dem Leben gegenüber stehen, sind selbst schuldig, wenn wir nicht die rechtlichen Wege suchen und bahnen helfen, um fähig für unsere Lebensaufgabe zu werden. Wer soll denn unseren Beruf aufbauen, wenn wir es nicht selbst tun?"[44]   *Agnes Karll (1868 – 1927)*

---

[44] Hanika, Heinrich, Ihre erfolgreichen Pflegekammern in Deutschland und Europa, Steinbeis-Edition, Stuttgart, 1. Auflage 2015, S. 137.

III Literaturverzeichnis

Augurzky, B., et al.: Pflegeheim Rating Report 2013, Ruhiges Fahrwasser erreicht, Vincentz Network GmbH & Co. KG, Hamburg 2013, S. 144

Baumgartner, Gerhard et al.: Europäisches und öffentliches Wirtschaftsrecht I, SpringerWienNewYork, 7. aktualisierte, durchgesehene Auflage 2010, S. 288

Behr, Thomas: Aufbruch Pflege, Hintergründe – Analysen – Entwicklungssperspektiven, Springer Gabler Wiesbaden GmbH, 1. Ausgabe 2015, S. 216

Benner, Patricia: Stufen der Pflegekompetenz, From Novice to Expert, Bern, Hans-Huber-Verlag, 2. Aufl., 2. Nachdruck 1997, S. 292

Bourmer, Monika: Berufliche Identität in der Sozialen Arbeit, Bildungstheoretische Interpretationen autobiographischer Quellen, Verlag Julius Klinkhardt, Bad Heilbrunn 2012, S. 480

Böhm, Daniel: Pflegekammern in Deutschland – Halten sie, was sie versprechen?, Gesundheit Band 7, Diplomica Verlag GmbH, Hamburg 2013, S. 124

Böhm, Daniel: Pflegekammern in Rheinland-Pfalz. Versorgungssicherheit oder Illusion, GRIN Verlag GmbH, Noderstedt 2013, S. 105

Bundesministerium für Gesundheit (BMG): Sachverständigenrat zur Begutachtung der Entwicklung im Gesundheitswesen, Wettbewerb an der Schnittstelle zwischen ambulanter und stationärer Gesundheitsversorgung, Sondergutachten Bonn, Juni 2012, S. 434

Duden, Recht A-Z: Bibliographisches Institut GmbH, Dudenverlag, Mannheim * Zürich, 2. grundlegend überarb. Auflage 2010, S. 544

Erikson, Erik H.: Identität und Lebenszyklus, Drei Aufsätze, Suhrkamp Verlag 1973, S. 223

Fischer, Renate: Berufliche Identität als Dimension beruflicher Kompetenz, Entwicklungsverlauf und Einflussfaktoren in der Gesundheits- und Krankenpflege, W. Bertelsmann Verlag GmbH & Co. KG, Bielefeld 2013, S. 334

Friege, Lars (Verfasser) und Galert, Josef jun. (Überarbeitung): Versorgungsformen im nationalen und internationalen Vergleich, Gesundheitspolitik und Gesundheitssystemanalyse, DIPLOMA Private Hochschulgesellschaft mbH, Studienheft Nr. 001, 3. überarbeitete Auflage i.d.F. v. 27.01.2014, S. 100

Groß, Benjamin: Professionalisierung in der Pflege, Einrichtung einer Pflege-kammer in Deutschland im internationalen Vergleich, Studienarbeit, GRIN Verlag GmbH, Norderstedt 2010, S. 17

Hanika, Heinrich: Ihre erfolgreichen Pflegekammern in Deutschland und Europa, Steinbeis-Edition, Stuttgart 2015, S. 196

Heyelmann, Lena: Ungerecht?!, Allokationsentscheidungen im Gesundheits-wesen, Analyse zu den Teilhabemöglichkeiten der Pflege unter Bezug-nahme auf John Rawls Gerechtigkeitstheorie, VDM Verlag Dr. Müller GmbH & Co. KG, Saarbrücken 2011, S. 73

Kellnhauser, Edith: Krankenpflegekammern und Professionalisierung der Pflege, Mönchengladbach 2014, Ursula Zawada Fachverlag, 2. erweiterte Auflage, S. 225

Kopp, Johannes und Schäfers, Bernhard: Grundbegriffe der Soziologie, 10. Auflage, Verlag für Sozialwissenschaften, GWV Fachverlage GmbH, Wiesbaden 2010, S. 376

Ministerium der Justiz und für Verbraucherschutz: Heilberufsgesetz (HeilBG) Rheinland-Pfalz vom 19.12.2014, gültig ab 01.01.2015

Martini, Mario: Die Pflegekammer – verwaltungspolitische Sinnhaftigkeit und rechtliche Grenzen, Duncker & Humblot GmbH, Berlin 2014, S. 260

Richtlinie des Gemeinsamen Bundesausschusses über die Festlegung ärztlicher Tätigkeiten zur Übertragung auf Berufsangehörige der Alten- und Krankenpflege zur selbstständigen Ausübung von Heilkunde im Rahmen von Modellvorhaben nach § 63 Abs. 3c SGB V, Stand: 20. Oktober 2011, S. 38

Schlie, Martin: Partizipation der pflegerischen Profession an den Verkammerungsbestrebungen in Deutschland, GRIN Verlag GmbH, Norderstedt 2013, S. 126

Schneider, Christian: Die mögliche Struktur einer Pflegekammer, GRIN Verlag GmbH, Norderstedt 2011, S. 14

Wallhausen, A./Sittermann-Brandsen, B./Matarea-Türk, L.: Beobachtungsstelle für gesellschaftspolitische Entwicklungen in Europa, (Alten)Pflegeausbildungen in Europa, Ein Vergleich von Pflegeausbildungen und der Arbeit in der Altenpflege in ausgewählten Ländern der EU, Institut für Sozialarbeit und Sozialpädagogik e.V., Frankfurt a. M., August 2014, S. 48

Fachzeitschriften und sonstige Publikationen:

Augurzky, Boris: Pflege muss attraktiver werden, in: Die Schwester / Der Pfleger, Bibliomed Medizinische Verlagsgesellschaft mbH, 52. Jahrg. 9/13, S. 902-904

CAREkonkret: DIE WOCHENZEITUNG FÜR ENTSCHEIDER IN DER PFLE-
GE, Pflegekammer light: Bayerns Sonderweg löst in der Branche
unterschiedliche Echos aus, Bayern setzt auf das Prinzip Freiwilligkeit,
Ausgabe 6 vom 13.02.2015, S. 4

CAREkonkret: DIE WOCHENZEITUNG FÜR ENTSCHEIDER IN DER PFLE-
GE, Benachteiligung der Altenpfleger durch die Kammergründer in der
breiten Öffentlichkeit, Ausgabe 24 vom 12.06.2015, S. 4

Falk Osterloh, Pflegekammern, Uneinheitliche Verteilung im Land, in: Deutsches Ärzteblatt, Jahrg. 112, Heft 11, 13. März 2015, S. 4

Hanika, Heinrich: Gesundheitspolitik in Europa. Pflegekammer sichert
Partizipationsrecht, in: Heilberufe / Das Pflegemagazin 2012; 64 (1) , S. 3

Hanika, Heinrich: Kammern der Berufsständischen Selbstverwaltung in der
Europäischen Union im Lichte des deutschen und europäischen Rechts,
in: PfLR 9/2010, S. 483

Hanika, Heinrich: PFLEGEKAMMERN IN DEUTSCHLAND UND EUROPA,
10. Fachtagung des Hamburger Pflegerates, Vortrag Albertinen-Akademie
vom 25.04.2013, PowerPoint-Präsentation, S. 44

Isfort, Michael: Kammern sichern die Versorgung von Morgen, in: kma.pflege,
Das Gesundheitsmagazin, 11. Jahrg., September 2012, S. 18

Koalitionsvertrag zwischen der CDU Hessen und Bündnis 90/Die Grünen
Hessen für die 19. Wahlperiode des Hessischen Landtags 2014 – 2019,
S. 106

Koalitionsvertrag 2012 – 2017 zwischen der Sozialdemokratischen Partei
Deutschlands, BÜNDNIS 90/DIE GRÜNEN und dem Südschleswigschen
Wählerverband vom 12.06.2012, Bündnis für den Norden – Neue
Horizonte für Schleswig-Holstein, Zeile 2058, S. 63

Moers, Martin: Professionalisierung der Pflege – Bloße Statusaufwertung oder bessere Betreuung, in: Dr. med. Mabuse, 26 Jahrg., Nr. 134, 2001, S. 34-37

Roßbruch, Robert: Zur rechtlichen Zulässigkeit von Pflegekammern unter besonderer Berücksichtigung der Aspekte Pflichtmitgliedschaft, Versorgungswerk, Aufgabenübertragung sowie deren Sinnhaftigkeit, in: PflR 9/2013, S. 542

Weidner, Frank: EINE MÄCHTIGE GEMEINSCHAFT, in: Die Schwester / Der Pfleger, 53 Jahrg. 1/14, S. 28-31

Internetadressen:

Allokation – Definition, unter: http://www.duden.de/rechtschreibung/Allokation, Zugriff am 10.06.2015

DBfK, Pflegekammer, Berufliche Selbstverwaltung = Pflegekammer, unter: http://www.dbfk.de/de/themen/Pflegekammer.php, Zugriff am 06.06.2015

DESTATIS Statistisches Bundesamt, Pflegestatistik - Pflege im Rahmen d. Pflegeversicherung - Ländervergleich - Ambulante Pflegedienste, unter: https://www.destatis.de/DE/Publikationen/Thematisch/Gesundheit/Pflege/LaenderAmbulantePflegedienste.html, Zugriff am 06.06.2015

Drude, Carsten (BLGS), Ausführlicher Bericht über die Sitzung vom März 2014 der Bundesärztekammer, unter: http://www.bundesaerztekammer.de/aerzte/gesundheitsfachberufe/konferenz-der-fachberufe/maerz-2014/, Zugriff am 22.06.2015.

Europa – Förderverein Pflegekammer NRW, unter: http://www.pflegekammer-nrw.de, Zugriff am: 05.06.2015

Förderverein Pflegekammer Niedersachen, unter: http://www.pflegekammer-niedersachsen.de/index.php/de/kodex.html, Zugriff am 07.06.2015

HKG - Kammergesetz für Heilberufe in Niedersachsen, unter: http://www.ms.niedersachsen.de/portal/live.php?navigation_id=4983&article_id =13054, Zugriff am 06.06.2015

Institut für Demoskopie Allensbach (IfD Allensbach) ermittelt u.a. regelmäßig das Ansehen von Berufen, unter: http://www.ifd-allensbach.de, Zugriff am 11.06.2015.

Landespflegekammer Rheinland-Pfalz, Gründungsausschusses, unter: http://www.pflegekammer-rlp.de/landespflegekammer.html,
Zugriff am 12.06.2015

Nationale Konferenz zur Errichtung von Pflegekammern in Deutschland, unter: http:// www.pflegekammer.de/ Historie.htm, Zugriff am 18.06.2015

Professor Dr. iur. Heinrich Hanika, Institutsdirektor und Dozent der Steinbeis-Hochschule in Berlin, Visiting Professor der Semmelweis Universität Budapest, Professur für Recht der Europäischen Union und Wirtschaftsrecht der Hochschule Ludwigshafen a.Rh., unter: htp://www.h-hanika.eu, Zugriff am 15.06.2015

Wirtschaft und Statistik –Bürokratieaufwand im Bereich der Pflege – https://www.destatis.de/DE/Publikationen/WirtschaftStatistik, unter: Zugriff am 18.06.2015

IV Anhangsverzeichnis

Experteninterview am 08.06.2015 mit Frau Anja Kistler, Geschäftsführung und Vertreterin der Pflegekammer in Rheinland-Pfalz, **Gründungsausschuss.**

1. **Frau Kistler, wie beurteilen Sie als Vertreterin der Pflegekammer Rheinland-Pfalz im Gründungsausschuss die Stimmung und politische Situation zur Pflegekammer im Bundesland Rheinland-Pfalz?**
   Politisch durchgängig positiv und das Gesetz zur Landeskammer ist im Land Rheinland-Pfalz auch mehrheitlich mit den Stimmen der Opposition aufgenommen worden.

2. **Was ist unter einem Gründungsausschuss zu verstehen und welche grundlegenden Aufgaben sind zu bewerkstelligen?**
   Ein Gründungsausschuss ist letztendlich die Vorform der Kammer und deren Aufgaben sind im Heilberufsgesetz klar definiert. Denn, es müssen jetzt zwei Aufgaben erledigt werden:
   a) die Registrierung der Pflegenden und
   b) die Vorbereitung der Wahl der Vertretterversammlung der Landes-kammer in Rheinland-Pfalz sowie deren Wahlordnung und deren Durchführung.

3. **Die Erfassung und Registrierung der Pflegefachkräfte ist in der Umsetzung sicherlich nicht so ganz einfach, oder?**
   Grundsätzlich ist die Registrierung der Pflegefachkräfte im Heilberufs-gesetz geklärt. Die Verkammerung erfolgt ausschließlich für Heilberufe. Es gibt eine Übergangszeit, wo die Arbeitgeber verpflichtet sind die Pflegefachkräfte zu melden. Der Gründungsausschuss hat dazu die Arbeitgeber angeschrieben und auf der Grundlage des Gesetzes, haben die Arbeitgeber eine Verpflichtung die Landespflegekammer zu unter-stützen und haben dem Gründungsausschuss die entsprechenden Daten-sätze zu übermitteln.

4. **Wie hoch ist der Mitgliedsbeitrag im Jahr für eine Pflegefachkraft. Können Sie hierzu schon Angaben machen?**
   Den Mitgliedsbeitrag wird die Vertreterversammlung erst bestimmen müs-sen. Wir geben derzeit zu der Höhe des Mitgliedsbeitrages keine Informati-onen. Verstehen Sie uns bitte nicht falsch, wir können einem Gremium nicht vorgreifen. Erst das Gremium ist autorisiert den Mitgliedsbeitrag zu be-schließen. Ich bitte hierzu um ihr Verständnis. Es gibt derzeit keine be-schlossene Beitragsordnung.

5. **Wie beurteilen sie die Situation zu den Verkammerungsbestrebungen in anderen Bundesländern. Glauben Sie an einen bundesweiten Domi-noeffekt durch die Landespflegekammer in Rheinland-Pfalz?**
   Alle Bundesländer erhalten durch die Etablierung der Landespflegekammer in Rheinland-Pfalz einen guten Schub. In Berlin gab es gerade erst eine

Abstimmung die mit einem sehr positiven Votum ausging. Was Rheinland-Pfalz vorbildlich getan hat, als Land, ist das man die Pflegeberufe in dasselbe Gesetz aufgenommen hat, wie auch die anderen Heilberufe. Ja, ich denke hier schon an einen Dominoeffekt in die richtige Richtung.

6. **Ich habe ein bisschen Sorge Frau Kistler, dass die Vertretung der Interessen der Pflegenden in der Altenpflege durch die Dominanz der Krankenpflege zu kurz kommt; zumal die Mehrheit der Befürworter bei den Umfragen eher in der Krankenpflege beheimatet waren.**
   Also, ich weiß nicht wie oft Sie in Schulen unterwegs sind. Wie beurteilen Sie denn z.B. die Akquise in der Altenpflege und was macht unsere Gesellschaft um Menschen in die Altenpflege zu bekommen?

   Was passiert: Die Agentur für Arbeit motiviert Menschen, die Brüche in ihrer Berufsbiografie haben oder nie da richtig gelandet sind. Ich würde sagen, ich habe Erfahrung als Pflegedienstleitung in der stationären Altenpflege und habe einfach erlebt, dass 20% der Leute dort, sich für den Beruf wirklich entschieden haben; bei den anderen Personen sind die Berufsgründe eher unbekannt.

7. **Frau Kistler, in der Fachzeitschrift Altenheim war im Februar 2015 zu lesen: „Rheinland-Pfalz: Die Pflegekammer nimmt Gestalt an, 40.000 dreijährig ausgebildete Pflegefachpersonen werden Mitglieder und der Gründungsausschuss der Landespflegekammer nahm am 05. Januar 2015 die Arbeit auf."[45]) Glauben Sie wirklich an eine so große Anzahl von Pflegefachkräften im Land?**

   Wir wissen die Anzahl gar nicht so genau. Natürlich kann man über die statistischen Landesämter über die Beschäftigten im Gesundheitswesen mühsam Zahlen zusammentragen, aber Sie und ich wissen, dass viele Kollegen einen Zweitjob haben und dann erscheint man in der Statistik.

   Wir haben in Deutschland einen sehr verengten Begriff dafür, wer alles in der Pflege ist. Wir sagen immer und das ist auch so ein Selbstgefühl, wer in der direkten Pflege in der Versorgung steht, ist in der Pflege. Jeder der sich mit pflegerischen Themen beschäftigt ist in der Pflege. Es ist eine große Chance für die Pflegekammer dass wir die Wanderungsbewegungen der Berufsangehörigen der Pflegenden auch darstellen können.

   Also, wenn jemand seine Ausbildung abgeschlossen hat, was ist mit der Person nach zwei Jahren? Entweder ist er ganz weg und in der Altenpflege ist der Berufsverbleib so glaube ich, etwas länger, aber die Personen die den Altenpflegeberuf erlernen, steigen mit einem höheren Lebensalter auch in die Ausbildung ein und somit ist der Berufsverbleib auch geringer wie im Vergleich zur Krankenpflege. Das wir beschreibende Zahlen über die Be-

---

[45]) Rheinland-Pfalz: Die Pflegekammer nimmt Gestalt an, in: Fachzeitschrift Altenheim, 2/2015, 54. Jahrg., S. 12.

rufsangehörigen in der Pflege bekommen, ist eine große politische Chance.

8. **Wurde eine Berufsordnung der Pflegefachkräfte schon für Rheinland-Pfalz erarbeitet?**

Es gibt noch keine Berufsordnung in Rheinland-Pfalz, denn das ist nicht Aufgabe des Gründungsausschusses. Die Aufgaben des Gründungsausschuss stehen im Heilberufsgesetz. Die Erarbeitung einer Berufsordnung ist die Aufgabe der Kammer, wenn die Vertreterversammlung gewählt ist. Also, quasi nach der Wahl und die Kammer so etabliert ist, wie es sich gehört. Erst dann, geht es um die inhaltlichen Aufgaben. Die Berufsordnung wird eines der ersten Aufgaben der Landespflegekammer sein. Als die Berufsordnung in den anderen Bundesländern wie z.B. Bremen, Hamburg, Saarland sowie in Sachsen verabschiedet wurde, bestand für uns immer die Sorge, eine Verklammerung der Pflege dadurch zu verhindern. Nach dem Motto: Wir geben Euch die Berufsordnung, dann lass das mal mit der Kammerforderung.

9. **Kann eine Verkammerung der Pflegefachberufe aus Ihrer Sicht zur beruflichen Identität beitragen**

Hmm (kurze Denkpause)! Das ist in der Theorie auch beschrieben. Kammern sind ja Standesinstitutionen. Ja, in der Tat! Man rückt an der Stelle enger zusammen. Man hat eine Anlaufstelle und man entscheidet gemeinsam. Wir arbeiten daran, dass wir eine berufliche Identität stiften, indem wir schon alleine die Berufsordnung selber schreiben und aktualisieren und gemeinsam diskutieren werden. „Wer sind wir und was wollen wir, was müssen wir wissen und was können wir alle gesellschaftlich beitragen."

Natürlich wird nicht jeder Kollege inhaltlich damit mitgehen können, und wir haben ja schon über die Heterogenität der Berufsgruppen gesprochen. Aber, wir haben hier eine Chance unsere Intelligenz zu behalten wenn wir uns gut aufstellen. Sie kennen doch bestimmt auch Kollegen, die sagen „Ich kann und will das nicht mehr so verantworten" und aus dem Beruf aussteigen. Komischerweise, es gehen immer nur die Guten.

Frau Kistler, ich bedanke mich recht herzlich für das Telefoninterview!

Anmerkung:
Frau Kistler ist mit der Veröffentlichung dieses Experteninterviews in meiner Hausarbeit einverstanden.

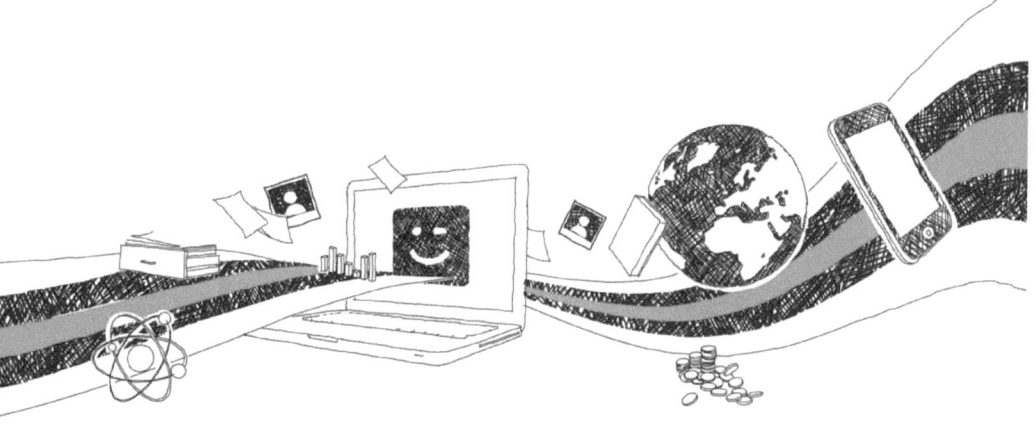
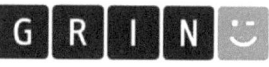